AF311746

INSTRUCTIONS

SUR

LES MOYENS DE S'ASSURER DE L'EXISTENCE

DE LA MORVE,

Sur ceux propres à prévenir l'invafion de cette Maladie, à en préferver les CHEVAUX, & à définfecter les Écuries où elle a regné.

Par P. CHABERT & J.-B. HUZARD, de l'Inftitut National, de la Société de Médecine de Paris, &c.

IMPRIMÉES PAR ORDRE DU GOUVERNEMENT.

QUATRIÈME ÉDITION

A laquelle on a ajouté la dernière Loi fur les Maladies contagieufes.

A PARIS,

De l'IMPRIMERIE & dans la LIBRAIRIE VÉTÉRINAIRE de M.-R. HUZARD, rue de l'Éperon, N°. 11, quartier Saint-André-des-Arts.

AN V, (1797 v. ft.)

AVERTISSEMENT.

Nous avons réuni dans cette nouvelle Édition : 1°. *L'Instruction rédigée par le C.* Chabert, *imprimée par ordre du Gouvernement en* 1785, *réimprimée en* 1790, *& en Frimaire de l'an II* (1794 *vieux style*). *traduite en Allemand.*

2°. *L'Instruction rédigée par le C.* Huzard, *imprimée par ordre du Comité de Salut Public, l'an II, réimprimée l'année suivante, & successivement dans presque tous les Départemens, traduite en Allemand, en Hollandois, &c.*

3°. *L'Instruction que le Conseil Exécutif provisoire fit rédiger en Frimaire de l'an II, pour les Vétérinaires chargés d'inspecter & de visiter les Chevaux suspectés de Morve, ou affectés de cette maladie ; cette Instruction leur indique la marche qu'ils doivent suivre avec les Autorités constituées, les Propriétaires, &c. eu égard aux visites de Chevaux morveux ou suspects.*

A 2

4°. Enfin la Loi du 16 Juillet 1784, (v. st.) sur les Maladies contagieuses en général, & sur la Morve en particulier. Cette Loi, qui n'est pas rapportée, que les circonstances n'ont encore que modifiée, n'est pas connue de tous les Tribunaux & des Autorités constituées qui doivent en faire l'application, quoiqu'elle soit restée jusqu'à présent une des principales sauve-gardes des propriétés rurales.

Il nous a paru d'autant plus important de réunir & de réimprimer ces différentes Instructions, que la Morve, compagne & suite ordinaire de la Guerre, exerce en ce moment ses ravages dans plusieurs Départemens, & qu'un assez grand nombre de Postes en sont infectées, de manière à éveiller la sollicitude du Gouvernement, qui a chargé l'un de nous de parcourir les lieux où elle règne, & de prendre toutes les mesures propres à la faire cesser.

Paris, le 1er. Messidor, an V^e.

INSTRUCTIONS

LES MOYENS DE S'ASSURER DE L'EXISTENCE

DE LA MORVE,

SUR ceux propres à prévenir l'invasion de cette Maladie, à en préserver les Chevaux, & à désinfecter les Ecuries où elle a regné.

ARTICLE PREMIER.

Signes auxquels on reconnoît l'exiſlence de la Morve.

LES ſignes de la Morve ne ſont pas toujours les mêmes ; ils varient ſouvent dans les différens individus, & ſur-tout aux diverſes époques de la maladie : on en diſtingue ordinairement trois, que l'on connoît ſous le nom de premier, ſecond & troiſième degré.

A 3

Signes du premier degré.

Les fignes qui annoncent le premier degré font :

1°. L'écoulement, par un nazeau feule-ment, d'une humeur blanchâtre & fluide, qui n'eft bien fenfible que lorfque l'animal a été exercé pendant quelque temps.

2°. L'engorgement & l'inflammation ca-ractérifés par la rougeur de la membrane qui tapiffe l'intérieur du nez, près de la partie, fur-tout, qui fépare les deux na-zeaux.

3°. Le gonflement des vaiffeaux fanguins de cette même membrane, vaiffeaux qui font prefque inappercevables dans les ani-maux fains, fur-tout dans le repos.

4°. L'engorgement d'une ou de plufieurs glandes de la ganache, du côté du nazeau par lequel l'écoulement a lieu.

5°. Le poli, le brillant du poil, qui eft dû au défaut de tranfpiration.

6°. Le bon état apparent de l'animal avec les fignes précédens.

7°. La crudité & la tranfparence des urines.

Les fignes de la Morve produite par la communication, ne font pas toujours les mêmes que ceux de la Morve qui provient de mauvais fourrages, d'exercices outrés, &c.

Dans le premier cas, c'eft-à-dire dans celui de la communication, le flux eft toujours plus ou moins copieux par un nazeau : tous les fignes que nous venons d'indiquer exiftent fans toux. Dans le fecond cas, au contraire, une toux, ou graffe, ou fèche, accompagne la maladie, que précède le dégoût ou la trifteffe.

Signes du fecond dégré.

Les fignes du fecond degré font :

1°. L'épaiffiffement, la couleur jaune & verdâtre du flux, fa vifcofité, fon adhérence aux bords de l'ouverture des nazeaux.

2°. Le froncement & le retrouffement de la partie fupérieure du bord de l'orifice du nazeau, par lequel l'écoulement a lieu.

3°. Enfin, la senfibilité des glandes engorgées & leur adhéfion aux os de la mâchoire poftérieure.

Signes du troifième degré.

Les fignes du troifième degré font :

1°. La couleur grifâtre ou noirâtre & la fétidité de la matière qui flue par les nazeaux.

2°. Les traînées de fang qu'on y apperçoit communément.

3°. Les hémorrhagies fréquentes de la membrane interne du nez.

4°. L'écoulement établi par les deux nazeaux à la fois.

5°. Les ulcères chancreux qui corrodent la membrane interne du nez.

6°. La fenfibilité exceffive des glandes tuméfiées, & leur plus forte adhérence à l'os de la mâchoire.

7°. La chaffie des yeux ou de l'œil répondant au nazeau qui flue, lorfque le flux n'a lieu que par un feul.

8°. La tuméfaction de la paupière inférieure.

9°. Le bourfouflement & le foulèvement des os du nez ou du chanfrein.

10°. Le dégoût, l'abattement, la toux, l'enflure des jambes & des teflicules.

10°. Enfin la claudication fans aucune caufe apparente; lorfqu'elle furvient après les autres fymptômes ci-deffus, elle annonce le plus fouvent la fin prochaine du fujet.

Les fignes qui viennent d'être indiqués, ne font pas tous particuliers à la Morve; il en eft plufieurs qui font communs à d'autres maladies, avec lefquelles il eft très-dangereux & malheureufement trop ordinaire de la confondre.

Ces maladies font la Gourme, la fauffe Gourme, la Péripneumonie, la Morfondure & la Pleuréfie.

L'écoulement par les nazeaux, d'une humeur plus ou moins épaiffe; l'engorgement des glandes fituées fous la ganache ; les chancres fur la membrane interne du nez, font des fymptômes communs à plufieurs de ces maladies & à la Morve ; mais ce qui les différencie effentiellement , c'eft que

dans la dernière, ces trois fymptômes exiftent le plus fouvent à la fois, ce qui n'arrive jamais dans les premières. Celles-ci
font toujours aiguës, inflammatoires, dès
les premiers jours de leur invafion ; elles
ont le caractère le plus alarmant ; elles
parcourent leurs périodes en peu de jours ;
le flux, lorfqu'il exifte, diminue peu-à-peu,
le fang fe dépure, les fonctions fe réta-
bliffent, & l'animal guérit.

Celle-là au contraire ne parcourt fes périodes qu'avec une extrème lenteur ; les
fignes qui l'annoncent, ne s'aggravent que
par gradation ; l'animal qui en eft atteint,
paroît jouir de la fanté la plus intégre, fur-
tout jufqu'au deuxième temps ; ce n'eft que
vers la fin de celui-ci , ou au commence-
ment du troifième, que commencent ordinairement à fe manifefter extérieurement,
les léfions internes produites par cette
maladie.

Ces caractères , & fur-tout le dernier,
c'eft-à-dire, l'apparence de l'état le plus
fain avec le flux, ou l'engorgement des

glandes, ou les chancres de la membrane
du nez, établissent entre ces maladies des
différences auxquelles il n'est pas possible
de se méprendre , pour peu qu'on y fasse
attention.

A r t. I I.

Ouverture des animaux atteints de la Morve.

Quelque facile qu'il soit , pour l'ordinaire, de reconnoître l'existence de la
Morve, de distinguer cette maladie de celles
qui ont de la ressemblance avec elle, il est
des cas cependant où cette distinction n'est
pas aussi aisée. Il n'est pas rare, par exemple, que dans les écuries où il y a beaucoup
de chevaux, & sur-tout dans les régimens
de cavalerie, plusieurs se trouvent à la fois
atteints d'un flux léger qu'accompagne le
plus souvent, l'engorgement presque insen-
sible d'une ou de plusieurs glandes logées
sous la ganache; le peu de gravité de ces
symptômes semble devoir inspirer, & n'ins-
pire que trop souvent en effet, une sécurité

dont les fuites font prefque toujours funeftes.

Pour ne laiffer aucune incertitude fur la
nature de la maladie, & fur celle des précautions à prendre dans cette circonftance,
le parti le plus fûr eft, fans contredit, le
facrifice d'un ou de plufieurs chevaux atteints, & l'infpection attentive des vifcères : on doit être fûr que les défordres
qu'on découvre dans les animaux facrifiés,
exiftent dans tous ceux en qui on reconnoît les mêmes fymptômes.

Léfions intérieures produites par la Morve.

Les poumons font affez ordinairement
les vifcères les plus griévement affectés. On
les trouve fouvent tuméfiés, couverts d'hy-
datides, de tubercules & d'obftructions. Les
glandes bronchiques font le plus ordinairement tuméfiées & abcédées ; cette léfion
eft même quelquefois la feule qu'on apper-
çoive dans cet organe.

La membrane qui tapiffe les bronches &
la trachée-artère, eft affez fouvent enflam-

mée & ulcérée ; les premières font remplies d'une humeur épaiſſe & aſſez ſouvent ſemblable à celle que l'animal jette par les nazeaux. La face interne des os ſervant de parois aux différentes cavités du nez, & la cloiſon cartilagineuſe qui les ſépare, ſont ſouvent carriées & couvertes de pus. La membrane qui les tapiſſe, eſt ulcérée. La rate, le foie & les reins éprouvent auſſi des léſions, quelquefois conſidérables ; on reconnoît celles des derniers, par le pus dont les urines font chargées.

On trouve ſouvent à l'ouverture de la tête, le cerveau plus mou & plus flaſque que dans un animal ſain, une plus grande quantité d'eau dans les cavités de ce viſcère ; le plexus choroïde engorgé, obſtrué & ſouvent garni de concrétions plus ou moins volumineuſes ; les glandes engorgées & le cryſtallin terne, ſans conſiſtance & comme décompoſé.

Ce ſeroit une erreur de croire que tous ces déſordres exiſtent à la fois, & que leur réunion ſeule doive faire prononcer affirmativement fur l'exiftence de la Morve ; il ne faut que quelques uns d'eux joints aux fymptômes extérieurs dont nous avons parlé , pour ne laiffer aucun doute fur la préfence de cette cruelle maladie.

A r t. I I I.

Caufes de la Morve.

L E S caufes les plus ordinaires de la Morve font :

1°. La communication des chevaux fains avec des chevaux morveux , ou l'ufage de quelques uns des objets qui leur ont fervi, comme brides, felles, harnois, couvertures, feaux , étrilles, éponges, broffes, épouf-fettes, &c. Cette caufe eft plus ou moins active, fuivant le caractère du virus & les difpofitions des fujets expofés à fes effets.

2°. Les tourbillons de vapeurs fournies par la tranfpiration de tous les chevaux d'un régiment dans les manœuvres des efca-drons , vapeurs qui font introduites dans les poumons par l'infpiration.

3°. La mauvaife nature des alimens dont

les chevaux font nourris : tels que les foins des prés bas ; ceux qui ont été rouillés, vafés, ou mal récoltés ; les avoines qui ont féjourné trop iong-temps dans les bateaux, ou qui ont été foumifes à la pratique pernicieufe du javelage ; enfin, toutes les efpèces d'alimens échauffans continués pendant long-temps.

4°. La trop petite quantité d'alimens : cette caufe eft très-fréquente dans les régimens où l'on a la pernicieufe habitude de retrancher une partie de la ration d'avoine deftinée à chaque cheval. Ce retranchement qui a fouvent lieu dans le temps même où les chevaux travaillent le plus, appauvrit les liqueurs, & précipite les folides dans l'atonie. Les chevaux épuifés par la fatigue & l'abftinence, font remis à la ration ordinaire ; ils ne reprennent pas leur embonpoint auffi vîte qu'ils l'avoient perdu ; plufieurs même reftent toujours maigres & valétudinaires, & le plus grand nombre éprouvent des flux par les nazeaux qui dégénèrent très-fouvent en Morve.

5°. *L'arrêt subit de la tranfpiration*, lorf-que l'animal eſt expoſé à un air froid, après un exercice qui a mis les humeurs en mouvement, eſt la cauſe la plus ordinaire de la Morve.

6°. Une gourme, une morfondure, ou toute autre maladie interne négligée.

7°. Des javards, des crapauds, des poireaux, des eaux ou autres maux externes guéris par l'application des remèdes purement locaux, qui ne font diſparoître la maladie, qu'en la faiſant paſſer dans le ſang.

8°. Le reflux ſpontané dans la maſſe du ſang, de l'humeur morbifique, dans des maladies qui ſembloient n'avoir aucune analogie avec la Morve, comme la gale, le farcin, & toutes les autres maladies de la peau.

On doit bien obſerver que la Morve qui paroît à la ſuite du farcin, eſt preſque toujours incurable, & qu'on doit beaucoup eſpérer au contraire, quand c'eſt la Morve qui dégénère en farcin.

A R T.

Art. I V.

Réflexions sur la curabilité de la Morve.

La Morve n'est pas incurable; mais son traitement a été jusqu'à présent long , & par conséquent dispendieux. Il est encore très - incertain , sur - tout dans les chevaux chez lesquels elle a fait des progrès; mais ce qu'il y a de sûr, c'est la perte énorme qu'elle peut occasionner, en se propageant d'un individu à l'autre, même pendant le traitement. Ce seroit donc entendre mal ses intérêts, que de chercher à la guérir, sur-tout lorsqu'elle est ancienne; & si elle ne l'est pas , lorsque le virus a fait en peu de temps des progrès très-rapides; ainsi, la cure de cette maladie ne doit être entreprise , qu'autant qu'elle sera dans son principe , ou tout au plus à son second période; & il faut encore que les animaux qu'on se propose de traiter, soient en bon état, d'un bon tempérament, exempts de tous autres vices, & d'une valeur qui puisse couvrir la dépense.

B

A r t. V.

*Examen & séparation des chevaux affectés,
ou suspects.*

L a Morve & toutes les maladies qu'accompagne le flux par les nazeaux, étant
contagieuses, la première indication qui se
présente à remplir, c'est la séparation de
tous les chevaux sains, d'avec ceux atteints de quelques-unes de ces maladies; la
feconde, la désinfection des chevaux qui
ont communiqué avec les chevaux morveux ; la troisième, l'assainissement des
écuries ; la quatrième, la purification des
harnois.

La féparation des chevaux sains d'avec
les malades doit être précédée d'un examen
attentif de tous les animaux qui composent
l'équipage. Celui qui prétend voir tout d'un
feul coup-d'œil, ou ne voit pas, ou voit
mal. Il n'est pas bien difficile de reconnoître un cheval décidément morveux, mais
il n'est pas aussi aifé de juger de ceux

chez lefquels la Morve n'a fait encore que très-peu de progrès.

Pour procéder avec méthode à cet exa-men, il faut faire fortir par ordre tous les chevaux, tant fains que malades. Afin qu'aucun n'échappe à l'infpection, elle fe fera ainfi : l'animal détaché & forti de fa place, on le fera conduire fous la porte de l'écurie, & dans un jour qui foit tel que toutes les parties de la tête foient éclairées, de manière qu'aucune d'elles ne puiffe fe dérober aux regards.

On commencera par les yeux ; on com-parera la tranfparence des humeurs de l'un avec celle des humeurs de l'autre ; on verra fi les paupières, fur-tout l'inférieure, font également minces & applaties : on promè-nera enfuite fes regards fur la furface du front & du chanfrein ; on verra fi ces par-ties font bien égales, ou s'il eft un point de la furface de l'une, ou de la furface de l'autre, qui faffe faillie : il arrive, mais le cas eft rare, que l'une des parties de cette furface, eft enfoncée & fracturée par des accidens extérieurs, ou que la voûte osseuse des nazeaux est enfoncée & écrasée par des coups de pied, des morsures, &c. Dans tous ces cas, la membrane pituitaire est tuméfiée, ainsi que les glandes logées dans l'auge; il y a flux par les nazeaux ou par un seul; on reconnoît enfin tous les symptômes de la Morve, mais il faut prendre garde de s'en laisser imposer par cette fausse apparence; il n'y a aucun danger; il suffit de remédier à ces maux extérieurs, pour faire cesser tous les accidens.

On fera ensuite lever le nez de l'animal; on lui ouvrira les nazeaux; on considérera très-attentivement l'état de la membrane pituitaire; elle peut être ulcérée, boursouflée, relâchée, enflammée, & l'orifice des nazeaux dans l'état naturel; s'il est froncé & ridé, c'est une preuve qu'il y a long-temps que l'animal jette.

On comparera encore l'état de la membrane qui tapisse le nazeau gauche, avec l'état de celle qui tapisse le droit.

C'est au moyen du tact, qu'on s'assurera

de l'état sain ou malade des glandes logées
dans l'auge. Il faut prendre garde que la
ganache des jeunes chevaux est toujours
plus pleine que celle des chevaux adultes ;
il faut encore faire attention que la base
de la langue forme une éminence quelquefois très-saillante dans l'auge, & qu'il
importe de ne pas prendre cet état, qui est
naturel , pour un état maladif. Il est facile de s'en assurer, en mettant les doigts
sur la barre, & en faisant remuer la langue
de l'animal ; alors, si c'est la base qui fait
faillie, elle s'évanouit sur-le-champ ; mais
si c'est une glande tuméfiée , elle reste dans
la même place. Quoi qu'il en soit , les
glandes tuméfiées seront ramenées & ser-
rées légèrement contre la branche de la
mâchoire qui les avoisinera ; & c'est par cette
compression, qu'on jugera de leur sensibilité
ou de leur insensibilité , de leur plus ou
moins d'adhérence & de leur degré de
dureté. Une autre attention à avoir dans cet
examen, & qui est de la plus grande importance pour la décision , c'est de s'assurer si

la glande tuméfiée eſt ou n'eſt pas en fluc-
tuation, c'eſt-à-dire, ſi l'humeur qui la
tuméfie, eſt convertie en matière ſupurée,
ou, ſi elle ne l'eſt pas. Dans le premier cas, le
centre eſt mou ; on ſent par le taĉt l'exiſ-
tence d'un liquide, qui n'eſt autre choſe
que du pus, dont l'évacuation ſeule ſuffit
quelquefois pour ſauver le malade. Dans
le ſecond, la tuméfaĉtion préſente le même
degré de dureté dans toute ſon étendue,
& ce genre de tuméfaĉtion eſt toujours celui
de la Morve.

Il importe encore d'examiner la bouche
de l'animal & de ſoumettre, ſur-tout à une
inſpeĉtion rigoureuſe, les dents mâcheliè-
res de la mâchoire antérieure ; elles peuvent
être fendues, cariées & ouvertes juſques dans
le ſinus maxillaire ; alors le fourrage qui a
pénétré par cette ouverture de la dent dans
le ſinus, peut être, & eſt effeĉtivement le
plus ſouvent, la cauſe de tous les ſymptômes qu'on prend pour ceux de la Morve ;
le mal n'eſt abſolument que local, puiſqu'il
n'eſt queſtion pour le guérir, que d'extraire

la dent & de déterger parfaitement & exactement le finus, après en avoir retiré le fourrage qui s'y étoit introduit.

Il nous refte maintenant à comparer ces fymptômes, pour en tirer des inductions capables de nous guider, dans le jugement à porter, fur ce qu'on doit craindre ou efpérer des animaux infpectés. La gravité de chacun de ces fymptômes en particulier, n'eft pas toujours une raifon pour condamner les chevaux. La tuméfaction très-forte d'une glande, toutes les autres parties étant faines, n'eft pas ordinairement dangereufe. Il en eft de même des léfions de la membrane pituitaire, d'un œil, des paupières, &c, lorfque l'une de ces parties fera affectée féparément, quel que foit d'ailleurs le degré d'intenfité de cette affection; mais on ne doit pas avoir la même fécurité, fi l'on remarque une filiation dans la léfion de chacune des parties que nous avons examinées, & que cette léfion s'obferve fur un feul côté de la tête; c'eft-à-dire, que fi l'on rencontre les humeurs du globe de l'œil droit, par exemple, légèrement troubles ; la paupière de cet œil bourfouflée, la membrane pituitaire du nazeau droit engorgée, & les glandes de deffous la ganache du même côté droit, tuméfiées, tous ces fymptômes, quelque légers qu'ils foient d'ailleurs, doivent jetter dans la plus grande défiance, & faire regarder l'animal comme réellement affecté de la Morve. Et fi à ces fymptômes fe joint un flux léger par le nazeau répondant au côté malade, il ne refte plus aucun prétexe de douter de l'état vicié de ce fujet. Il eft encore plus irrévocablement perdu, fi à tous ces accidens fe joint l'exubérance de l'os du front ou du nez. Le froncement & la crifpation de l'orifice des nazeaux indiquent toujours un flux très-ancien, cet état ne provenant que de l'irritation longue & continuelle qu'a produite fur la membrane pituitaire l'humeur de la Morve.

Il faut prendre garde que la plus grande partie des chevaux, quelque bien développée que foit la Morve, ne jettent prefque pas dans le repos ; cette circonftance doit déterminer l'Expert à un fecond examen. Il fera fortir l'animal ; quelque légers que foient les fymptômes qui l'auront frappé lors de fon premier examen , il le fera trotter fous l'homme ou en main, pendant l'efpace de vingt à vingt-cinq minutes. C'eft après cet exercice , que le cheval étant agité & fes humeurs mifes en mouvement, la matière de la membrane pituitaire & des finus fortira par un ou par les deux nazeaux, avec plus ou moins d'abondance ; ce n'eft qu'alors qu'il pourra juger par la qualité de cette matière, du degré de malignité de cette cruelle maladie. L'humeur qui fluera , fera ou uniforme ou grumeleufe , blanche ou fanguinolente. Lorfqu'elle eft blanche & uniforme, fon caractère eft moins mauvais que lorfqu'elle eft grumeleufe & colorée ; plus cette couleur approche de celle du fang , plus on doit redouter fes effets, relativement, d'une part, au degré de détérioration qui s'eft opérée dans l'intérieur du fujet affecté, &

de l'autre, au degré de malignité de la contagion dans les autres chevaux.

Ce dégré de malignité de la contagion, fera encore relatif à la difpofition des fujets qui auront été expofés à fes coups. Les fuites de cette communication feront d'autant plus à redouter, que les chevaux feront plus jeunes, que leurs humeurs de gourme feront plus en mouvement, qu'ils pêcheront par excès de maigreur, que leur tempérament fera plus altéré ou vicié d'une manière quelconque ; que leur nombre fera plus confidérable, que l'écurie qui les aura réunis fera plus étroite, & que le fervice qu'ils auront rendu, exigeoit qu'ils fuffent plus raffemblés & plus mêlés les uns avec les autres ; & ce n'eft que par cette raifon que la Morve fait des progrès auffi prompts & auffi étendus dans les Régimens, chez les Maîtres de Poftes, & généralement dans toutes les écuries qui contiennent beaucoup de chevaux.

En réfumant, le Vétérinaire ne doit condamner que les chevaux chez lefquels il fe réunira plufieurs fymptômes de la Morve: tels que le flux joint à la tuméfaction des glandes, le trouble des humeurs du globe, le gonflement de la paupière inférieure, le bourfouflement des os du nez ou du front.

Au défaut de ces derniers fymptômes, le froncement de l'orifice des nazeaux ; & au défaut de l'un & de l'autre de ces derniers, les ulcérations de la membrane pituitaire fuffiront, étant réunies avec la léfion des humeurs du globe & de la tuméfaction des glandes fituées dans l'auge. En ce qui concerne le flux grumeleux par l'un des nazeaux, quand même il feroit le feul fymptôme maladif, il n'en faudroit pas moins condamner l'animal; mais pour que ce jugement foit équitable, il faut nécef-fairement que ce flux n'ait lieu que par un nazeau ; car s'il avoit lieu par les deux, on pourroit préfumer qu'il feroit le produit d'une vomique ou abcès dans les poumons, qui affez fouvent, par le feul effort de la nature, s'ouvre, fe vuide & n'a aucune fuite fâcheufe.

Mais fi ces fymptômes ne fubfiftent pas avec les conditions que nous venons de dé-crire, l'Artifte regardera l'animal comme fufpeð feulement; il regardera auffi comme tels tous les chevaux dont l'examen le plus exað ne lui auroit fait connoître aucun veftige des fymptômes décrits ; parce que tout cheval qui a communiqué avec des che-vaux morveux, doit être regardé comme fufpeð, par la raifon qu'il eft impoffible de favoir jufqu'à quel point les fujets font fuf-ceptibles de ce virus, les effets qu'il peut produire dans ceux qu'il a pénétrés, & le temps qu'il peut mettre pour annoncer au-dehors fon exiftence au-dedans. Tous ces effets variant dans les divers individus, ainfi que nous l'avons dit; formidables & mor-tels dans ceux-ci ; peu dangereux & lents dans ceux-là; enfin, nuls dans le plus grand nombre.

Il eft bien important dans l'examen qu'on fait, pour s'affurer de l'exiftence de la Morve chez les particuliers, de ne pas perdre de vue, qu'ils cherchent prefque toujours à dérober leurs chevaux malades aux regards des Experts. Il y a plufieurs moyens de reconnoître cette fouftraction, dont les fuites ne font que trop fouvent funeftes.

1°. On vifite tous les lieux de la maifon, propres à receller des chevaux , comme granges, étables, bergeries, toits, &c.

2°. On confidère avec attention toutes les places de l'écurie; s'il y en a de vuides , on en examine bien l'état; ou elles font nouvellement nétoyées , & alors on doit foupçonner qu'elles ont été occupées par des chevaux infectés ; ou elles ne font pas nétoyées, alors on y trouve des traces évidentes de l'exiftence de cette maladie, dans les animaux qui les occupoient ; le mur de face, les fufeaux & le montant du ratelier, les parois , tant internes qu'externes, de l'auge, font couverts d'une couche noire , épaiffe , quelquefois avec des teintes de fang; dans ce cas, on interroge les particuliers, & on reconnoît facilement, à leur embarras, s'ils ont fouftrait leurs chevaux ; alors on doit regarder comme fufpects, tous ceux qu'on trouve dans l'écurie.

A r t. V I.

Manière de classer les chevaux affectés, ou suspects.

Quoiqu'il en soit, cet examen fait, l'Artiste fera trois classes de malades. La premiere sera composée de ceux chez lesquels la Morve sera entiérement déclarée, & qui seront dans le cas d'être abattus, conformément aux Ordonnances concernant cette maladie.

La deuxieme classe sera composée des animaux qui n'auront que quelques symptômes de la maladie.

Enfin, la troisieme, de ceux qui ne seront regardés comme suspects, que par rapport à leur commerce avec des chevaux morveux.

A r t. V I I.

Premiere classe.

Animaux à abattre.

Les chevaux composant la premiere classe étant reconnus décidément morveux, & irrévocablement perdus, seront abattus fans delai, conformément à l'efprit des Ordonnances.

L'Expert y procédera de la maniere fui- vante : il prendra le fignalement de l'ani- mal; il en décrira le poil, fes nuances, fes marques, la taille, l'âge & les qualités; il procédera enfuite à l'abattage, qui doit fe faire au bord de la foffe dans laquelle le ca- davre fera enfoui.

Il eft plufieurs manieres d'ôter la vie à l'animal, & le choix n'eft pas indifférent. L'Artifte devant décrire & configner dans fon procès-verbal, l'état dans lequel il trouvera les vifcères, il importe que les parties inté- rieures ne foient ni offenfées, ni altérées, qu'elles fe montrent à fes regards auffi entie- res qu'il foit poffible. La piqûre ou la fection de la moëlle allongée, entre la premiere & la feconde vertèbre du col, doit être profcrite, en ce qu'elle produit des épan- chemens fanguins dans le cerveau, des ec- chymofes dans le cervelet, & occafionne la vacuité de la férofité renfermée dans les ventricules; il en eft de même de cette ou-

verture énorme que les écarisseurs prati-
quent au poitral ; ils ouvrent les gros vaisseaux & offensent les poumons & le cœur.
L'insuflation de l'air expiré dans l'une des
jugulaires, après qu'elle aura été ouverte,
comme dans la saignée, est un moyen sûr
de tuer l'animal, & qui n'est suivi d'autre
changement, dans les viscères, que de la
distention des parois du cœur & de globules d'air intercalés dans les globules sanguins
des petits vaisseaux, du cerveau sur-tout.
L'ouverture d'une ou des deux carotides,
pratiquée à la partie moyenne de l'encolure, n'est pas moins sûre & moins facile :
on laisse couler le sang sur la terre qui a été
retirée de la fosse, & on a soin de l'enfouir
avec le cadavre.

L'animal abattu par l'une ou l'autre de
ces deux dernieres méthodes, l'Expert procédera à l'examen des viscères de la maniere
suivante : la peau enlevée, il ouvrira l'ab-
domen par deux grandes incisions qui se
croiseront dans leur milieu ; après avoir
examiné superficiellement le paquet intes-
tinal

tinal & l'eſtomac, il les retirera de cette cavité, il les ouvrira dans toute leur étendue : ces parties renferment quelquefois une quantité prodigieuſe de vers de toutes eſpeces, dont il importe d'avoir connoiſſance pour l'avantage des chevaux à préſerver ; il inſpectera enſuite les autres viſcères renfermés dans cette cavité ; le foie, la rate, le pancréas, les reins & les autres parties ayant été viſités extérieurement, feront ouverts & examinés intérieurement ; cette opération faite, il ouvrira la poitrine, &, pour cet effet, il enlevera toutes les vraies côtes d'un ſeul côté, en préférant cependant le côté répondant au nazeau malade ; les muſcles intercoſtaux coupés entre chaque côte, en dirigeant l'inciſion du ſternum aux vertèbres dorſales, il les déſarticulera du ſternum, & il les fracturera près de leur articulation aux vertèbres dorſales ; le thorax ainſi ouvert, & les viſcères qu'il renferme pouvant être examinés facilement, il les paſſera ſucceſſivement en revue avant que d'en offenſer aucun. La

plévre, le médiaſtin, la ſurface extérieure
des poumons, les glandes bronchiques,
thorachiques, &c. ayant été inſpectées, &
leur état décrit, l'Expert arrachera les poumons après les avoir détachés de la trachée-
artère & des gros vaiſſeaux ; il ouvrira les
bronches depuis leur principe juſqu'à leurs
dernieres ramifications, & décrira exactement le vice dont elles pourroient être af-
fectées. La trachée-artère ſera également
ouverte dans toute ſon étendue, depuis ſon
inſertion dans la poitrine juſqu'à ſon principe dans la bouche ; il examinera l'état de
ſa membrane intérieure, qui eſt très-ſouvent le même que celui de la membrane
pituitaire ; de cet examen, il paſſera à celui
de la tête ; les muſcles qui la recouvrent
enlevés, il s'armera d'un rogne-pied & d'un
brochoir, il coupera & enlevera avec précaution les os du crâne, du front & du nez,
pour mettre le cerveau, le cervelet, les ſinus
frontaux, ethmoïdaux, zigomatiques, ma-
xillaires & les foſſes nazales à découvert ;
il les ſcrutera avec ſoin ; & comme ces

parties font doubles , il comparera celles d'un côté avec celles de l'autre ; il ouvrira le cerveau ; l'engorgement du plexus choroïde , l'eau contenue dans les ventricules , la laxité ou la molleffe des glandes pituitaires & pinéales , l'engorgement des corps glanduleux du cervelet , l'hydropifie des ventricules olfactifs , enfin , la molleffe de la maffe cérébrale , font des accidens très-fréquens dans la Morve ; ces parties doivent donc être examinées avec foin , & leurs léfions appréciées.

Toutes les parties du fujet , ainfi vues , examinées & décrites , feront enfouies , ainfi que le refte du cadavre , comme il eft prefcrit par les Ordonnances.

A r t. V I I I.

Deuxième Claffe.

Animaux à traiter.

Les Chevaux compofant la deuxième claffe font, ainfi que nous l'avons obfervé , ceux chez lefquels on a reconnu quelques ſymptômes de Morve ; quoiqu'ils ayent paru à la ſuite de la communication des chevaux de cette claſſe avec ceux de la pré-cédente, on ne doit pas ſe croire en droit d'en conclure, qu'ils ſoient toujours dus à cette unique cauſe ; celle qui les avoit dé-veloppés dans les premiers, a bien pu auſſi les faire naître dans les ſeconds ; nous avons reconnu en effet (art. III.) pluſieurs cauſes de la Morve : la mauvaiſe qualité des ali-mens, les fautes commiſes dans le régime , l'excès d'exercice, les écuries mal-ſaines, &c. Il importe donc au Vétérinaire d'exa-miner avec toute l'attention dont il eſt ca-pable, toutes ces cauſes, & de voir s'il n'en exiſte aucune à laquelle il puiſſe attribuer le développement de cette cruelle maladie, par la raiſon que tant que la cauſe ſubſiſ-tera, il eſt impoſſible d'eſpérer la ceſſation de ce fléau, l'on doit au contraire s'atten-dre à le voir ſe renouveller ſans ceſſe, quel-que ſoient les ſacrifices que l'on fera, & les moyens médicinaux que l'on mettra en uſage pour en opérer l'extinction. Cette condition, dont l'importance est évidente, ayant été remplie, l'Artiste réfléchira encore sur le genre de lésion que cette cause peut avoir occasionné ; sa nature & sa durée, l'état des animaux sur lesquels elle a agi, doivent nécessairement donner lieu à des modifications dans le plan du régime & du traitement à prescrire ; celui que nous allons tracer ici, ne sauroit être convenable à toutes les circonstances qui peuvent se rencontrer dans tous les cas ; mais les principes généraux que nous allons établir à cet égard, suffiront aux Vétérinaires pour l'application particuliere qu'ils font dans le cas d'en faire.

A r t. I X.

Soins & Régime.

F A I T E S panser les animaux deux fois le jour, & tenez-les dans la plus grande propreté.

Faites évaporer matin & soir dans l'écurie une chopine d'eau & autant de vinaigre mêlés ensemble; supprimez un tiers de la nourriture à ceux qui feront en bon état ; n'en ôtez qu'un quart à ceux qui le feront moins ; faites-les boire à l'eau blanche ou à l'eau pure, fuivant qu'ils préféreront l'une ou l'autre de ces boiffons ; mais ne leur ôtez pas l'avoine, elle eft préférable au fon. Dans cette circonftance où il importe de ne pas affoiblir l'eftomac, contentez-vous de ne la donner qu'aux deux tiers de la ration ordinaire ; il feroit dangereux de les nourrir trop fortement, il fuffit qu'ils foient entretenus dans l'état où ils font. Ils ne doivent point travailler, mais feulement être promenés une demi-heure le matin, & autant le foir, lorfque le temps fera beau.

Le foin fera fupprimé entièrement aux chevaux dont la poitrine fera foible, irritée, enflammée, & on fubftituera à la ration de ce fourrage, une botte de paille de la meilleure qualité : fi les animaux la mangent mal, on y joindra une ou deux livres de bon foin : on mêlera un peu d'orge à leur avoine, ou on leur fera manger féparément ce grain, après qu'il aura été grué ou macéré dans un peu d'eau, pendant fix à huit heures.

A l'égard des chevaux très-charnus, mous & d'un tempérament lâche, on ajoutera une jointée de féveroles à leur avoine. Cet aliment cordial & fudorifique opère le plus grand bien, il vivifie le poil & rétablit l'excrétion de l'infenfible tranfpiration.

Art. X.

Traitement préfervatif.

Il confifte, en général, dans la faignée & l'adminiftration des délayans, des adouciffans, des béchiques & des incififs donnés, en breuvages ou fous la forme d'opiat; cette derniere forme eft la moins avantageufe : l'eau chargée de fubftances médicinales par la décoction ou l'infufion, paffant plus facilement & plus promptement dans le fang, agit plus fûrement : auffi l'opiat ne doit-il être préféré, qu'autant que l'animal refufe conftamment d'avaler les liquides donnés avec la corne, ou qu'autant qu'une toux forte & opiniâtre fuit la déglutition du liquide verfé dans la bouche. Lorfqu'on eft dans la néceffité de donner ces fubftances avec une fpatule, après les avoir incorporées dans le miel, il eft à propos d'injecter plufieurs fois dans la bouche de l'animal, un liquide analogue aux poudres qui ont compofé l'opiat, & dont le miel a fervi d'excipient.

Faites prendre une chopine de décoction de vipérine, de bourrache & de chicorée fauvage, après avoir coupé cette liqueur avec partie égale d'eau de chaux première *(a)*,

____

(*a*) On prépare ainfi l'eau de chaux première : prenez une livre de chaux vive, fraîchement cuite ou foigneufement préfervée de l'air & de l'eau (ce qui fe fait en prenant de la chaux encore chaude, dont on remplit promptement des bocaux que l'on a fait préalablement chauffer, & que l'on a bouché le plus exactement poffible); mettez-la dans une terrine de grès; verfez deffus douze pintes d'eau de riviere la plus pure, ou d'eau diftillée que vous aurez fait chauffer; remuez le tout jufqu'à ce que toute la chaux foit délayée & éteinte ; paffez & filtrez enfuite dans une chauffe ; mettez la liqueur dans des cruches; empliffez-les & bouchez-les comme il faut, pour les garder. On doit remuer fouvent la liqueur, car la chaux qui fe dépofe au

& y avoir ajouté deux ou trois onces de miel commun & deux gros de fel de nître ; donnez incontinent après, un lavement émollient fait d'une décoction de feuilles de mauve, à laquelle vous aurez ajouté deux onces de fel commun. Promenez l'animal pendant une demi-heure, faites-le étriller, bouchonner, broffer à fond, & faites-lui départir le tiers de la ration fixée de fourrage ; réitérez le foir, une heure avant que de donner à fouper, le breuvage, le lavement, la promenade & le panfement de la main ; continuez ce traitement pendant dix à douze jours, ce qui fuffira, fi vous avez la précaution de faigner l'animal à la jugulaire, & de lui tirer quatre livres de fang, ou deux pintes, mefure de Paris : ces proportions font celles fixées pour un

---

fond du vafe, peut s'échauffer au point de le faire caffer. L'eau de rivière, l'eau de pluie & l'eau diftillée, font préférables à l'eau de puits, en ce que celle-ci contient fouvent de la félénité, & même du falpêtre, &c. Au refte, les vaiffeaux dans lefquels on garde l'eau de chaux, doivent être foigneufement bouchés.

cheval de moyenne taille ; vous aurez à augmenter les doses ou à les diminuer, suivant que l'animal sera de la grande ou de la petite espece. Si la poitrine est délicate, enflammée & irritée, substituez l'infusion de fleurs pectorales, telles que celles de mauve, de violette, de pied-de-chat & de bouillon-blanc, aux plantes amères nommées ci-dessus.

Si la toux est grasse & que l'humeur bronchiale ait besoin d'être incisée, vous ne saignerez point, mais vous ferez usage de racine d'aunée, que vous donnerez en opiat, à la dose de deux onces, après l'avoir incorporée dans le miel, avec addition de deux gros de fleurs de soufre, & d'un demi - gros de kermès minéral ; donnez par-dessus la décoction des plantes amères prescrite.

La saignée doit être encore proscrite dans les sujets qui ont des eaux aux jambes, qui sont d'un tempérament pituiteux, qui sont mous, &c. Ils exigent de plus, que le premier breuvage prescrit, soit aiguisé de deux gros de vitriol de mars, & autant de fel ammoniac ; il eft très-bon de leur paffer un féton au poitrail, à moins que les eaux ne coulent abondamment, alors on fe contentera d'entretenir & de faciliter cet écoulement par des cataplafmes faits de mie de pain & d'eau, ou d'ofeille cuite avec le vieux oing, ou le bafilicum, ou les véfica-toires, &c.

Telles font les nuances à obferver dans la méthode préfervative : il feroit inutile de nous étendre davantage fur cet objet, mais comme nous avons établi que les chevaux qui compofoient cette claffe, étoient affeétés de quelques fymptômes, nous allons prefcrire ce qu'il eft néceffaire de faire de plus à chaque animal, relative-ment aux fymptômes particuliers qu'on lui reconnoît.

Si la membrane pituitaire eft engorgée, on lavera & on baffinera la tête de l'ani-nal, & fur-tout le chanfrein, avec de l'eau vinaigrée, fept à huit fois le jour ; cette liqueur fera employée tiède pendant les quatre à cinq premiers jours seulement, on l'emploiera froide ensuite ; on essuiera & on brossera toutes les parties mouillées, jusqu'à ce qu'elles soient entièrement sèches; on fera humer à l'animal, matin & soir, la vapeur de résine que l'on fera brûler sur une pelle chauffée au point de rougir, & on aura soin de couvrir la pelle & la résine d'un entonnoir qui rassemblera les vapeurs & les dirigera dans les nazeaux.

Si cette membrane est enflammée, on saignera l'animal au palais, entre les quatrieme & cinquieme sillons, avec le bistouri courbe ou la corne de chamois ; on fera humer les vapeurs d'eau chaude vinaigrée, la tête du cheval & le vase contenant la liqueur, étant enveloppés d'une couverture capable de rétenir ces vapeurs; on pratiquera de plus, les lotions & ablutions d'eau vinaigrée prescrite ci-devant.

S'il y a flux par un ou par les deux nazeaux, on passera un morceau de sublimé corrosif au poitrail de l'animal : on préférera de le placer sur le côté du poitrail qui répond au nazeau par lequel l'écoulement a lieu ; s'il exiſte par les deux, on en placera un de chaque côté ; il ſera de la groſſeur d'une amande, enveloppé d'une toile très-fine & très-claire, fixée par le moyen d'un brin de fil ; on l'introduira au-delà de la peau & dans l'épaiſſeur des muſcles pectoraux ; on l'y laiſſera ſéjourner pendant trois ou quatre jours, juſqu'à ce qu'il ait produit un fort engorgement ; on en fera l'extraction, & on fera ſuppurer le plus promptement & le plus long-temps qu'il ſera poſſible la tumeur qu'il aura établie ; ſoit en y paſſant un ſéton, ſoit en y appliquant les véſicatoires, ſoit en panſant avec le baſilicum, le tout ſuivant que la ſuppuration ſera abondante ou rare ; on lotionnera le chanfrein pendant quatre à cinq jours avec l'eau tiède vinaigrée, comme il a été indiqué précédemment.

Le lendemain du dernier jour de ces lotions, on frictionnera ce même chanfrein avec de la teinture de cantharides(*b*),

---

(*b*) Cette teinture ſe ſépare ainſi : prenez une once de

& on le couvrira d'un large plumaceau
qui en fera imbibé, & que l'on fixera par le
moyen d'un bandage. L'effet de cette liqueur
étant de produire vingt-quatre heures après
fon application, des véficules fur la partie,
de l'engorgement & de la fuppuration ; c'eſt
un véritable véficatoire dont il faut fuivre
l'effet ; s'il eſt foible ou infuffifant, on
en appliquera de nouveau ; fi au contraire
il eſt trop confidérable, on le modèrera
par des lotions de lait tiède & par des
onctions d'onguent populeum ou de beurre
frais ; la fuppuration que ce médicament
opère, dure huit à dix jours, & ce n'eſt
que lorfqu'elle eſt bien établie, qu'on lave
la partie journellement avec de l'eau tiède.

Il eſt une attention très-importante à
avoir dans l'emploi de ce véficatoire, c'eſt
d'éviter d'en mettre près des yeux, & d'em-

cantharides en poudre groffiere, mettez-la dans une bou-
teille, verfez deffus une livre d'efprit-de-vin, bouchez le
vafe, laiffez en digeſtion fur les cendres chaudes pendant
vingt-quatre heures, filtrez, exprimez & gardez pour
l'ufage.

pêcher qu'il ne s'introduife entre les paupières & fur le globe, dans la crainte qu'il
n'endommage l'organe & qu'il ne détruife
même la vifion ; mais pour prévenir ces
accidens, il ne fuffit pas que fon application foit éloignée de l'œil, il faut encore
attacher l'animal avec deux longes, & de
maniere qu'il ne puiffe frotter la partie
contre les corps voifins , & étendre par
cette action, le remede au-delà des bornes
qu'on lui a fixées.

Nous obferverons que le flux par les
nafeaux augmente pendant les effets de ce
topique, & que ce n'eft que lorfque fon
action eft entièrement ceffée, que le flux
diminue & qu'il difparoit; mais cette dif-
parition n'a pas lieu tout-à-coup , elle
s'opère infenfiblement & par degrés ;
d'autre fois le flux fubfifte tel qu'il étoit,
& il arrive encore (mais ce cas eft plus
rare) que cet écoulement augmente, que
le caractère de la matiére qui le conftitue,
change, que de blanche, douce & homo-
gène qu'elle étoit, elle devient rougeâtre,

colorée, &c. Dans le premier cas, on paſſe quatre ſétons ſur la partie latérale de l'encolure répondant au nazeau malade ; & ſi le flux a lieu par les deux nazeaux , on pratique la même opération du côté oppoſé ; mais dans ce cas, il importe ſur-tout, pour les chevaux fins & délicats , de la pratiquer en deux temps, c'eſt-à-dire, de ne procéder à l'inſertion des ſétons du ſecond côté de l'encolure, que lorſque la ſuppuration ſera bien établie ſur la partie oppoſée ; mais ſi le cheval eſt d'une tiſſure lâche, on peut & il eſt néceſſaire d'opérer ſur les deux côtés à la fois.

Ces ſétons que l'on paſſe directement ſous la peau , doivent s'étendre de la crinière à la jugulaire excluſivement ; cette ſituation fait que la matière que ces corps étrangers établiſſent le deux ou le troiſieme jour, ne rencontre point d'obſtacle dans ſon cours, qu'elle ſéjourne peu, qu'il eſt facile de la faire couler & de déterger à fond les ulceres qu'ils ont établis. Les effets des ſétons ſont, de ſuſciter pendant

les

les deux premiers jours une fièvre plus ou moins forte ; cet état fébrile est bientôt suivi de la suppuration, & celle-ci de la résolution des glandes de l'intérieur de l'auge, & de la cessation du flux (c); lorsque cet effet n'a pas lieu, que le flux & la tumé-

---

(c) Quelques personnes, très-instruites d'ailleurs, ont blâmé l'usage des sétons, qui ne leur ont présenté d'autres effets qu'une suppuration dégoutante, & selon elles fort inutile. Sans doute, elles les auroient jugé plus favorable-blement, si elles avoient remarqué que la nature porte souvent d'elle-même sur des parties éloignées de la tête, l'humeur fixée sur la membrane pituitaire; nous avons observé que c'étoit presque toujours sur les faces latérales de l'encolure, que ces dépôts avoient lieu : de-là, l'indication de cette partie pour la place des sétons, l'irritation qu'ils établissent, calme presque toujours celle que l'humeur morbifique avoit causée sur la membrane pituitaire; ils opèrent assez promptement la fonte des glandes engorgées, la diminution, & assez souvent la cessation totale du flux par les nazeaux; effet qui suit ordinairement de très-près la fièvre que suscite leur insertion ; la suppuration qu'ils établissent, met bientôt fin à la fièvre, & dissipe tous les autres accidens produits par le vice Morveux. Nous ne prétendons point assurer, au reste, que tous les chevaux affectés éprouvent des effets aussi heureux de ce traitement, mais nous pouvons assurer qu'un très-grand nombre lui ont dû leur guérison.

D

faction des glandes fubfiftent, il eft inutile de perfifter plus long-temps dans l'emploi des moyens curatifs quelconques, il
faut néceffairement facrifier les animaux
au bout de deux décades de ces tentatives;
mais fi l'évacuation dont il s'agit avoit opéré
la réfolution des glandes, & qu'il ne refta
plus qu'un flux léger, on chercheroit à
raffermir, à confolider la membrane pituitaire, & l'on y parviendroit par des raies
de cautérifation tracées fur le chanfrein :
elles feront dirigées longitudinalement de
la partie fupérieure du front au bout du
nez.

On cautérife cette partie, comme on
a coutume de le pratiquer, fur les jambes
gorgées ou affoiblies. On trace par le moyen
du cautère cutélaire, chauffé au point de
rougir, des raies longitudinales ; on les
traverfe par d'autres raies dirigées oblique-
ment & de manière qu'il en réfulte des
lofanges de dix-huit à vingt lignes de côté.
Les effets du feu paffés, il eft extrêmement
rare que la membrane pituitaire ne foit

pas entièrement rétablie, & le flux abſolument ceſſé. Dans le cas contraire, l'animal doit être mis au nombre des chevaux de la premiere claſſe, & ſacrifié comme eux. Les lotions fréquentes des nazeaux, la propreté des rateliers, des mangeoires, des murs de face, ſont d'une très-grande conſéquence, pour éviter que la matière du flux ne ſe répande dans le ſang par la voie de la déglutition ; l'omiſſion de ces ſoins a très-ſouvent été la cauſe des progrès de la Morve & de ſon incurabilité.

Si les glandes de deſſous la ganache ſont tuméfiées, & que cette tuméfaction ne ſoit accompagnée ni d'adhérence, ni de douleur, on les broſſera trois à quatre fois le jour, on les baſſinera & on les lotionnera avec de l'eau tiède, on les frottera juſqu'à ce qu'elles ſoient ſèches, & on les couvrira d'une peau d'agneau ou de mouton, la laine tournée du côté de la partie malade.

Si elles ſont dures & adhérentes, on les recouvrira de cataplaſmes émollients, faits de feuilles de mauve & de violette cuites dans l'eau, qu'on renouvellera matin & soir, & que l'on continuera jusqu'à ce qu'elles soient ramollies; alors on aura recours au traitement ci-dessus.

Si elles font douloureuses, on emploiera ces mêmes cataplasmes, auxquels on ajoutera une partie de feuilles de morelle; la douleur passée on les lavera, brossera & couvrira, comme il est dit dans le cas de leur engorgement simple; mais il faut observer que la tuméfaction de ces glandes, lorsqu'elle est accompagnée de douleur, se termine assez souvent par la suppuration, sur-tout après un certain temps de l'usage des cataplasmes précédents; lorsque cette circonstance, qui est très-avantageuse, arrive, on ouvre la tumeur avec le bouton de feu, & on fait suppurer, le plus long-temps possible, l'ulcère qui en résulte, en le pansant journellement avec l'onguent basilicum.

Nous ajouterons qu'il arrive quelquefois que la tuméfaction de ces glandes résiste à tous ces moyens , alors la douleur & la dureté étant diffipées , il faut avoir recours à la teinture de cantharides ; & dans le cas de fon infuffifance, à la cautérifation , telle que nous l'avons indiqué pour le chanfrein.

A R T. X I.

Troifième Claffe.

Chevaux qui ont communiqué avec ceux attaqués.

LES Chevaux compofant la troifième claffe , ne devant être regardés comme fufpects que parce qu'ils ont communiqué avec des chevaux affeétés de Morve , ils n'exigent pas un traitement auffi compliqué que les précédens ; mais , quelque fimple qu'il foit, il y auroit le plus grand danger à le négliger, parce que l'on doit tout craindre des effets des particules du virus Morveux, qui peuvent s'être introduites dans le fang , & circuler avec ce fluide ; il eft donc de la dernière importance de le dépurer par des médicamens capables d'augmenter les sécrétions & les excrétions.

Les substances médicinales, par le moyen desquelles on se propose de remplir cette indication, doivent être relatives à l'état des humeurs des sujets à traiter, & à la température de l'atmosphère dans les différentes saisons de l'année ; la chaleur excessive affoiblit les solides, & donne au sang moins de consistance ; le froid opère un effet contraire.

Dans le premier cas, on se contentera d'abreuver les animaux d'eau acidulée & nitrée, c'est-à-dire, sur un seau de laquelle on aura mis un plein verre de vinaigre & fait dissoudre quatre gros de sel de nitre. On aura l'attention de faire prendre ces substances en breuvage , partie le matin & partie le soir, à ceux des animaux qui refuseroient de les prendre volontairement ; mais alors on ne les étendra que dans deux pintes d'eau, sur chacune desquelles on ajoutera encore deux onces de miel commun. Cette boisson ou ces breu-

vages feront continués pendant une quin-
zaine de jours ; mais fi la chaleur ou la fé-
chereffe de l'atmofphère font confidérables,
on les continuera pendant trois femaines,
& même pendant un mois.

Ce traitement ne s'oppofera pas au travail des animaux, mais il importe très-
effentiellement que celui qu'on en exigera
foit au-deffous de leurs forces. Dans le
fecond cas, on adminiftrera tous les ma-
tins, à l'animal, à jeun, pendant dix ou
douze jours, une chopine d'eau de chaux
première, avec addition d'un gros & demi,
même deux gros d'alkali-volatil concret,
fuivant la force des fujets ; au défaut d'al-
kali, on aura recours au fel ammoniac,
mais la dofe de celui-ci fera quadruple de
oelle du premier.

Ce traitement n'exige, ainfi que le pré-
cédent, aucun régime, & permet auffi qu'on
fe ferve des animaux, fur-tout fi le tems
n'eft ni trop froid ni trop humide ; on
obferve cependant que ce remède pouffant
fortement à la peau ou aux urines, on doit

tenir les chevaux couverts, & donner un peu de repos à ceux qui font de grandes déperditions par l'une ou l'autre de ces évacuations; on doit encore les broffer & les étriller au moins deux fois par jour.

· A R T.   X I I.

Procédés à fuivre pour prévenir l'invafion de la Morve ; en préferver les Chevaux ; definfecter les écuries , où cette maladie aura regné , & les uftenfiles qui auront fervi aux chevaux Morveux ou fufpects.

I.

Les caufes les plus ordinaires de la Morve étant ; 1°. La communication des chevaux fains avec des chevaux Morveux, 2°. L'ufage de quelques-uns des objets qui leur ont fervi, comme brides, felles, harnois, couvertures, feaux, étrilles, épouffettes, éponges, broffes, peignes, &c. 3°. Les vapeurs fournies par la tranfpiration , & qui pénètrent immédiatement par les pores de la peau, ou par la refpiration. 4°. L'action , enfin , de manger enfemble , l'un avalant la bave, ou le flux que l'autre a répandu fur les alimens ; on fentira combien les précautions qui vont être indiquées font importantes.

2.

Ces précautions font de plufieurs efpèces ; elles embraffent : 1°. Les foins qu'on doit prendre fur les routes , relativement aux écuries des auberges , des poftes , des étapes ou des féjours , & relativement aux chevaux qu'on y loge. 2°. Ceux qu'on doit avoir dans les dépôts pour empêcher la Morve de s'y propager. 3°. Les moyens de définfection particuliers aux écuries. Et 4°. enfin, ceux des meubles & uftenfiles à leur ufage.

Précautions à prendre fur les routes.

3.

Tous les convois & tous les équipages qui font fur les routes, bivouaqueront jufqu'a ce que les écuries aient été parfai-

tement nétoyées, & auffi long-tems que
le permettra la température de la faifon.

4.

Les capitaines ou chefs de convois ou
d'équipages, choifiront le lieu le plus
commode à cet effet ; foit par la proxi-
mité du lieu du féjour, foit par la loca-
lité ; s'il y a des arbres, ou un abri quelconque, ils le préféreront.

5.

Si le convoi eft compofé de voitures,
il en formeront une efpèce de parc, où
ils ne laifferont qu'une fortie, & dans lequel ils renfermeront les chevaux, qui feront attachés aux voitures.

6.

Si les chevaux font fur deux rangs, il
regnera une allée au milieu, affez grande
pour empêcher les coups de pieds.

7.

Si le convoi n'eft compofé que de chevaux, le chef fera muni de piquets & de
cordes ; les chevaux feront attachés aux pi-

quets, & autant qu'il se pourra tête-à-tête,
s'il y en a deux rangs.

8.

Il y aura toujours plusieurs hommes de
garde au bivouac, & parmi eux, deux officiers.

9.

Si le convoi est considérable, la muni-
cipalité fournira un détachement de gardes
nationales pour le surveiller.

10.

Les conducteurs ou charretiers auront
constamment avec eux des sachets ou sacs-
à-bouche, propres à faire manger leurs chevaux séparément, en cas de besoin.

11.

Ils auront aussi plusieurs paniers-à-nez,
pour ceux qui viendroient à jetter en route.

12.

Lorsque la saison ne permettra plus de
bivouaquer, les conducteurs réclameront,
autant qu'il sera possible, dans les lieux
des étapes ou des séjours, des écuries sé-

parées & uniquement deſtinées pour leurs équipages.

13.

Lorſqu'ils arriveront dans une auberge, avant de mettre leur chevaux à l'écurie, avant de les attacher dans les cours, & même avant de les dételler, ils s'informeront ſi elle a été déſinfeᶜtée depuis peu, & dans le cas où elle ne l'auroit pas été, ils prendroient les précautions ſuivantes.

14.

Ils feront ſortir tout le fumier & toute la litiere; feront balayer & nétoyer à fond les écuries; frotteront avec des bouchons de paille, & laveront à grande eau les rateliers, les murs de devant & de retour, & ſur-tout les auges, dans toutes les parties en dedans & en dehors. Si l'écurie eſt pavée, on lavera le pavé de la même manière, ainſi que les barres s'il y en a.

15.

Dans aucun cas ils ne remettront pas l'ancienne litiere dans l'écurie; mais de la paille fraiche, s'il le peuvent.

16.

Ils ne laisseront communiquer leurs chevaux avec aucun autre, sous quelque prétexte que ce soit, & ne permettront pas qu'ils soient pansés ou soignés par des étrangers.

17.

Ils ne souffriront pas qu'il soient conduits aux mares & abreuvoirs, ni qu'ils boivent dans les auges ou pierres, avec, avant ou après d'autres chevaux ; ils les feront boire dans un seau, & auront l'attention de puiser l'eau chaque fois ; ils jetteront celle que chacun aura laissée ; & si l'un d'eux avoit bavé ou jetté dans le seau, on le rinceroit avant de faire boire un autre cheval.

18.

Si les chevaux ne peuvent pas être dans un écurie séparée, les conducteurs auront l'attention de ne pas en laisser mettre d'autres trop proche des leurs ; ils y aura toujours, au moins, une place d'intervalle, & les chevaux qui se trouveront de ce côté, seront attachés affez court, pour ne pouvoir fe flairer ou fe lécher.

19.

Ils feront manger leur chevaux féparément, c'eft-à-dire, qu'ils donneront à chacun fa portion de nourriture devant lui; parce que, fi l'un d'eux avoit quelque tendance à la maladie, il la communiqueroit beaucoup plus facilement aux autres, en mangeant enfemble.

20.

S'ils s'apperçoivent que l'un de leurs chevaux vienne à jetter, quelque foit la nature de l'humeur qu'il jette, il faudra le faire manger au fac, & nullement dans l'auge avec les autres, parce qu'en s'ébrouant, il peut jetter de ia morve fur fes voifins, & donner lieu ainfi, comme on vient de le dire dans l'article précedent, à la contagion.

21.

Ils ne fouffriront pas que les maréchaux, ou tous autres qui vifiteroient leurs chevaux, fourrent les doigts dans les naseaux, sous le prétexte de s'assurer, s'il y a des chancres plus haut que la vue ne peut porter ; l'homme instruit & connoisseur n'a pas besoin d'employer ce moyen pour juger la maladie, & l'ignorant ou le malveillant peut écorcher avec ses ongles, la membrane pituitaire , inoculer ainsi la Morve, ou faire passer pour Morveux, ou faire devenir tels , des chevaux qui ne l'étoient aucunement. Ces exemples ne sont malheureusement que trop multipliés.

22.

Les conducteurs ne se serviront , sous aucun prétexte, des étrilles, brosses, époussettes, ou autres ustensiles d'écurie des auberges; ils en auront qui ne serviront que pour leur chevaux, & ils ne souffriront pas également, qu'aucun autre se serve de ce qui est à leur usage.

23.

Dans le cas où un de leur chevaux paroîtroit avoir quelque disposition à la ma-

ladie , ils continueront pour lui, de se
servir de leurs étrilles & brosses ; mais ils
ne s'en serviront que pour lui seulement,
& ils en prendront de nouvelles pour ceux
qui se portent bien.

24.

Ils auront aussi la plus grande attention,
en route , de mettre au nez du cheval qui
jetteroit, le panier qui leur a été recom-
mandé par l'article 11. Ce panier sera garni , en dedans, de toile cirée, & les conducteurs auront soin de la laver, ou de la
renouveller , lorsqu'il en sera besoin. Ils
essuyeront aussi trés fréquemment le nez
de ces sortes de chevaux , & ils laveront
chaque fois l'éponge dont ils se feront
servis.

25.

Ils ne se serviront aucunement pour leurs
autres chevaux, de ce qui aura été à l'u-
sage de celui affecté ou suspecté de la maladie, comme étrille, brosse, bride , harnois , sacs , &c., qu'auparavant le tout n'ait
été lavé , lessivé ou passé au feu , selon

leur

leur nature, comme il fera détaillé plus loin ; ils ne laifferont traîner dans les auberges aucun uftenfile après eux, dans la crainte que quelques autres n'en faffent ufage.

26.

Les chevaux fufpects de Morve, qui évacueront les camps ou les dépôts, pour être conduits & traités dans les infirmeries ou aux écoles vétérinaires, ne pourront, fous quelque prétexte que ce foit, être reçus dans aucune écurie fur la route. Il bivouaqueront toujours, ou feront abrités fous des remifes, ou dans des endroits où il ne refte pas ordinairement d'autres chevaux.

27.

Pour l'exécution de cet article, les agens des communes fe feront repréfenter le contrôle des chevaux, dans lequel leur maladie fera toujours défignée. Les conducteurs qui éluderoient cette précaution, ou qui enfreindroient cette mefure, feront punis fuivant les Ordonnances.

E

Précautions générales à prendre dans les dépôts de chevaux.

28.

Il sera fait des visites fréquentes dans tous les dépôts de chevaux, & dans toutes les écuries publiques & particulieres, à l'effet de surveiller les chevaux qui y arrivent, & qui y séjournent, & les classer suivant leur état.

29.

Ces visites seront toujours faites, en présence des autorités constituées, par des artistes vétérinaires, ou par des maréchaux-experts, en l'absence des premiers; ils feront abattre ou séparer les chevaux Morveux ou suspects, comme il a été dit art. 7.

30.

Aussitôt qu'on s'appercevra qu'un cheval jette par un des naseaux ou par les deux, il sera placé hors de toute communication avec les chevaux sains ; & la place, qu'il vient de quitter, sera nétoyée immédiatement après, comme il va être dit plus loin.

31.

Les artiftes vétérinaires, les maréchaux-experts, & autres qui vifiteront des chevaux Morveux ou fufpeéts, & tous ceux qui auront occafion de les toucher, ainfi que tous autres chevaux quelconques, fe laveront fréquemment les mains.

32.

Les palfreniers employés au panfement des chevaux affeétés de Morve ou d'autres maladies contagieufes, feront revêtus d'un farreau ou d'une bloufe de toile, qui fera liée aux poignets, & qui defcendra jufqu'au deffous des genoux.

33.

Cette bloufe fera changée & leffivée tous les huit jours, & même plus fouvent, s'il eft néceffaire.

34.

Ceux qui feront trouvés faifant leur fervice fans être revêtus de cette bloufe, feront punis d'un jour de retenue de leurs appointemens, pour la premiere fois, de trois jours pour la feconde , & renvoyés pour la troifième.

35.

Il eft expreffément défendu aux palefreniers employés au fervice des chevaux Morveux ou affectés de maladies contagieufes , de fréquenter les écuries où fe trouvent les chevaux fains , fous peine d'une retenue de trois jours d'appointemens, pour la premiere fois , & de renvoi, en cas de récidive.

36.

Ils feront renvoyés fur-le-champ , s'ils font trouvés dans ces écuries avec la bloufe qu'ils doivent porter dans celles où ils font leur fervice.

37.

Les palfreniers auront le plus grand foin de nétoyer , éponger les nafeaux de leurs chevaux, en les panfant , & de n'y laiffer ni croutes ni ordures. Toute négligence, à cet égard, feroit d'autant plus coupable, que ces croutes peuvent, en fe féchant, exciter de l'irritation & de l'inflammation dans la membrane pituitaire , & donner lieu ainſi au développement de la Morve.

38.

L'abattage & l'ouverture des chevaux Morveux, ſe fera toujours ſur le lieu même où l'animal doit être enfoui, afin d'éviter les traînées de ſang & de matieres animales, qui ont lieu lors du tranſport des débris des cadavres, & qui peuvent donner lieu à la communication immédiate de la maladie.

39.

Les écariſſeurs chargés de l'abattage des chevaux Morveux, auront également ſoin de ſe laver fréquemment.

40.

Les chefs de dépôts & les ſurveillans ne les ſouffriront pas vaguer dans les écuries, où ils peuvent, en touchant les chevaux ſains, propager la contagion.

41.

On ne ſouffrira ni chiens ni aucuns autres animaux dans les écuries qui renferment des chevaux fuſpeẞs ; ils peuvent s'impregner, en ſe couchant ſur la litiere, du flux Morveux qu'y dépoſent les chevaux , & le reporter, par la même voie, dans des écuries, & à des chevaux ſains.

42.

Dans toutes les infirmeries des dépôts de la République, excepté celles établies aux écoles vétérinaires, aucun cheval ſuſpeẞé de Morve, ou affeẞé d'autres maladies contagieuſes, ne ſera gardé plus de deux mois ; ſi au bout de ce tems il n'eſt pas en voie de guériſon , il ſera abattu , ou conduit aux écoles vétérinaires.

Précautions pour la déſinfeẞion des Écuries.

43.

Les précautions à prendre, relativement eux écuries, aux équipages, & à tous les uſtenſiles, qui ayant ſervi aux chevaux Morveux ou ſuſpeẞs, auroient pu ſe charger des particules du virus morbifique, ſont plus importantes pour l'extinẞion de la

Morve, que tous les remèdes prescrits con‑
tre cette maladie ; en effet , les foins à
donner aux chevaux qu'on veut préferver,
le régime auquel on doit les foumettre ,
l'adminiftration des fubflances médicina‑
les , les plus propres à s'oppofer aux ef‑
fets de la Morve , feroient des moyens in‑
fuffifans , fi l'on négligeoit ceux capables
de mettre les animaux à l'abri de l'in‑
fluence des particules de ce virus.

44.

Les écuries qui ont befoin d'être né‑
toyées & rétablies , font celles dont les
murs de face & de retour , font plus ou
moins dégradés & couverts , ainfi que les
rateliers & les auges , de croutes ou de
trainées noires , épaiffes, qui deviennent
gluantes lorfqu'elles font mouillées , & qui
qui quelquefois font mêlées de traînées
de fang ; celles , dont le fond des auges
mal joint, retient les alimens, le flux, la
bave qui y fermentent , s'y putréfient ,
exhalent une mauvaife odeur , & fe mêlent

E 4

aux nouveaux alimens qu'on y remet , & font ainfi avalés par les chevaux ; celles , dont le fol eſt irrégulier , qui font mal pavées ; enfin , celles qui ont été blanchies à la chaux , à la portée où les animaux peuvent atteindre.

45.

Le plafond , les fenêtres , feront bien nétoyées : on n'y laiſſera ni pouſſiere, ni toiles d'araignées , ni rien , enfin, qui puiſſe fe charger des particules virulentes.

46.

On décrépira & recrépira les murs de face & ceux de retour ; ils feront recrépis depuis le fol juſqu'à la hauteur de fept pieds, au moins.

47.

Le fond ou le fol de l'écurie , s'il eſt en terre , fera renouvellé à un pied de profondeur ; on préférera, pour la remplacer, s'il eſt poſſible, les gravas, ou le machefer.

48.

Si l'écurie eſt pavée, & que le pavé foit

fixé à chaux & ciment, il fuffira de laver
à grande eau , de bien balayer & racler
les pavés, & fur-tout leurs interftices : fi
les pavés ne font fixés qu'avec la terre,
on les lavera ; il feront lavés , on ôtera
la terre qui les entouroit & on les replacera
avec de nouvelle terre.

49.

On aura l'attention, dans ce déplacement,
de conferver au pavé la pente qu'il doit
avoir pour l'écoulement des eaux, & fi le
fol de l'écurie étoit trop bas , on profite-
roit de cette circonftance pour le relever.

50.

Les murs de dehors de l'écurie , aux
endroits où l'on attache ordinairement les
chevaux, feront auffi lavés, raclés, ou grat-
tés, recrépis s'ils en ont befoin, & les an-
neaux paffés au feu avec un brandon de
paille allumée.

51.

Les autorités conftituées feront faire ,
toutes les fois qu'elles le jugeront nécef-

faire , de pareilles opérations , au-devant des boutiques des maréchaux de leur commune , qui , tous font , fur cet objet important, d'une apathie ou d'une négligence, qui ne peut être que dangereufe , parce qu'ils reçoivent & attachent indiftinctement toutes fortes de chevaux , fains ou malades.

52.

Dès qu'une commune aura commencé à nétoyer les écuries publiques, & des auberges qu'elle renferme , aucun cheval n'y fera reçu que ce nétoyement ne foit entièrement achevé.

53.

Les communes placées fur les routes , où dans lefquelles il paffe des convois, ou de la cavalerie, feront exécuter , fans délai, dans les écuries de leur arrondiffement , tout ce qui eft contenu dans la préfente Inftruction.

Les corps adminiftratifs furveilleront cette exécution.

54.

Les opérations du nétoyement & des réparations des écuries étant entiérement finies, il sera fait une derniere visite par l'agent municipal, assisté d'un maçon & d'un artiste vétérinaire, ou d'un maréchal - expert; ils constateront, par un procès-verbal, si le nétoyement est parfait, & si l'écurie est en état de recevoir des chevaux.

55.

Toutes ces précautions prises, on laissera sécher les écuries avant d'y mettre des chevaux. Le tems nécessaire pour cette exsiccation, doit être relatif à la saison, ainsi qu'au genre d'enduit, dont on se sera servi pour recrépir les murs.

Précautions relatives aux ustensiles &
meubles d'écuries.

56.

Les auges ou mangeoires, les rateliers, & les barres, seront démontés, rabotés, planés à blanc, & remis en place.

Il en fera de même des coffres à avoine,
lits, fupentes, & de tout ce qui fera en
bois.

57.

Les cordes qui portent les barres, les
longes de cordes des licols, & toutes celles
employées dans les écuries, feront leffivées
& féchées, fi elles en méritent la peine.

58.

Les boucles & les annaux des licols,
ceux des barres, feront paffés au feu ; il
fuffira pour ces derniers, de les expofer à
la chaleur d'un brandon de paille allumée,
pour calciner les parties virulentes, qui
pourroient y être adhérentes.

59.

Les feaux, baquets, augets & tinettes,
feront raclés & lavés à l'eau bouillante.

60.

Tout ce qui n'aura que peu de valeur,
ou qui fera en mauvais état, tels que les
objets ci-deffus, les éponges, les broffes,
& les manches des étrilles, fera brûlé.

61.

Les étrilles, fi elles font encore bonnes, feront paffées au feu, les mors de bridons, d'abreuvoirs, de brides & de filets, toutes les boucles & ardillons, feront paffés au feu & étamés ; les étriers feront également paffés au feu & bronzés.

62.

On enlevera les panneaux des felles ; on en fera bouillir le crin dans une forte lef-five de cendres ; la toile de ces panneaux, celle du couffinet, ainfi que la bafanne fur laquelle ils font fixés, feront jetées au feu ; le culeron, les feutres, & les trouffes-étriers, feront renouvellés ; les fontes feront lavées, raclées & paffées à l'eau feconde.

63.

Les épouffettes, les facs à avoine, les fangles, la houffe, les chaperons & les toiles, feront leffivés ou renouvellés, s'ils font en mauvais état, & dans ce dernier cas, ils feront jetés au feu.

64.

Les têtieres des licols, des brides , des bridons, les rênes. les bricoles, les longes de cuir, les courroies du porte-manteau, les étrivieres , le poitrail, le porte-mouſqueton, le porte-croſſe, les contre-ſanglons, & toutes les parties de l'équipage faites de cuir , ſeront lavées , raclées , paſſées à l'eau ſeconde, & enſuite à l'huile graſſe.

Précautions générales.

65.

On aura pour régle générale dans le nétoyement des harnois & uſtenſiles d'écurie. 1°. De paſſer au feu, étamer ou bronzer tout ce qui eſt en métal. 2°. De leſſiver tout ce qui eſt en cordes , ou en toile. 3°. De racler, laver, paſſer à l'eau ſeconde & à l'huile graſſe , tout ce qui eſt en cuir. 4°. De blanchir au rabot, tout ce qui eſt en bois. Et 5°. enfin, de brûler tout ce qui ne mérite pas la peine d'être conſervé.

66.

On joindra à toutes ces précautions, & lorſqu'elles feront priſes, celle de parfumer les écuries avec le parfum fuivant :

Mettez dans une terrine de grès, une livre de ſel marin ou de cuiſine; poſez cette terrine ſur un fourneau, plein de charbons allumés; portez-le dans l'écurie, dont vous aurez ôté toutes matieres combuſtibles ; remuez le ſel avec un bâton, pour qu'il ne ſe grumele pas; lorſqu'il ſera échauffé à ne plus pouvoir y tenir les doigts, vous ver-ferez dans la terrine, promptement , mais avec préaution , une demi-livre , environ , de bon acide vitriolique, ou huile de vitriol; vous vous retirez ſur le champ', pour ne pas reſpirer la vapeur blanche & très-abondante qui s'éleve du mélange; fermez exactement les portes & les fenêtres, & ne rentrez que lorſque les vapeurs feront entiérement ceſ-fées. Si l'écurie eſt grande, on fait la même opération en deux ou trois endroits à la fois, en mettant les doſes moindres.

67.

Si on ne peut fe procurer d'huile de vitriol, on fe bornera à faire évaporer du vinaigre dans l'écurie, fur un fourneau, ayant foin de tenir également les portes & les fenêtres fermées, pendant tout le tems que durera l'évaporation. On la répétera matin & foir, pendant quatre à cinq jours.

68.

Depuis long-tems on complete la défin-fection des écuries fufpectes, en les blan-chiffant à la chaux, foit en détrempe, foit à la colle.

Ce moyen qui a paru fondé fur les bons effets qu'on attribuoit à l'eau de chaux, pour la guérifon de la Morve, ne produit aucun bien pour la purification des écuries, & peut, par l'efpece de confiance qu'il infpire, propager la contagion de cette ma-ladie, ou la développer.

Les prépofés au nétoyement des écuries, perfuadés de la vertu prétendue fpécifique de la chaux, négligent les autres moyens

de

de propreté, & la couche de chaux recou-
vre souvent le flux morveux, déposé & en-
croûté sur les murs, les auges & les raté-
liers ; mais cette couche, bientôt enlevée
par la salive, la bave, la boisson, ou le frottement, laisse ces croutes à découvert, les
chevaux ne tardent pas à les lécher, & à
s'inoculer ainsi la maladie ; d'une autre part,
les particules irritantes & caustiques de la
chaux, détachées, & devenues pulvérulentes
par le frottement, portées dans les naseaux
par l'inspiration, s'attachent sur la membrane pituitaire, peuvent, en excitant de
l'inflammation & de l'irritation dans cette
membrane, faire naître la Morve, si elle
n'existe pas, ou la développer plus ou moins
rapidement, si les chevaux y ont quelques
dispositions ; il ne faut, sans doute, pas
chercher ailleurs la cause de l'opiniâtreté de
cette maladie, dans certaines écuries, parfaitement nétoyées & blanchies à la chaux.

69.

D'après ces observations, constatées par
des expériences, nous invitons, non-seule-

ment à ne pas blanchir les écuries à la chaux, mais encore à laver, racler ou broffer les murs, les auges & les rateliers de celles qui auroient été blanchies, jufqu'à ce que la couleur de chaux foit entiérement difparue.

Le gouvernement attend du patriotifme de fes agens, qu'ils ne négligeront rien pour le bien du fervice en particulier, & pour le bien public en général. Les précautions qui leur font indiquées dans ces inftructions, tendent non-feulement à préferver les équipages de la république, des atteintes de la Morve, mais elles tendent encore, dans le cas où un de fes chevaux s'en trouveroit affecté, à préferver tous ceux avec lefquels il pourroit avoir quelques communications directes, ou indirectes; & fous ce point de vue, il efpere tout de la furveillance des corps adminiftratifs, auxquels les inftructions ont été envoyées.

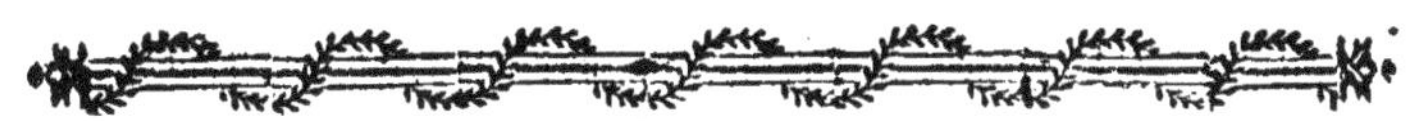

INSTRUCTION

Sur la conduite que les Artiftes Vétérinaires envoyés par les Autorités Conftituées, doivent tenir fur les Routes, & dans les Communes qu'ils parcoureront.

Le conseil exécutif provifoire étant informé des ravages qu'occafionne fur différentes routes à la république, la maladie contagieufe de la Morve; confidérant que cette maladie fe communique & fe propage par toutes fortes de voies ; que l'écurie où le cheval atteint de la Morve n'a fait que paffer, les harnois & tout ce qui lui a fervi, reçoivent & communiquent la maladie qui ne tarde pas à fe développer ; qu'une des caufes principales de la contagion ne peut être attribuée qu'à la négligence, à l'ignorance & à un intérêt mal entendu de la part des propriétaires, entrepreneurs, aubergistes , voituriers & maîtres de postes, qui, au lieu de déclarer le mal dès son principe , cherchent à le déguiser, jusqu'à ce que les animaux qui en sont atteints , soient absolument hors de service; que des écarisseurs & autres , après avoir acheté des chevaux affectés , sous prétexte de les guérir, ou de les abattre , en font un trafic funeste, même dans la vente des parties mortes, a cru devoir s'occuper des moyens de reprimer des abus aussi contraires à l'agriculture, au commerce, & sur-tout au service des armées, & prévenir les effets de la Morve qui deviendroit bien-tôt un véritable fléau , si on ne se hâtoit d'en détruire les causes; & par la délibération du 15 frimaire, an 2, il a chargé les ministres de la guerre & de l'intérieur de prendre, chacun dans leur département respectif, les mesures convenables , pour arrêter les progrès de cette maladie. En conséquence , il a été rédigé une Instruction particuliere par le *citoyen Chabert*, directeur de l'école vétérinaire d'Alfort, sur les moyens à employer pour préferver de la contagion les chevaux fains, & traiter ceux qui en étant déjà atteints , feront néanmoins jugés fufceptibles de guérifon ; & il a paru néceffaire d'envoyer en même tems des artiftes vétérinaires fur les routes & dans les divers endroits où la Morve s'eft manifeftée, pour y infpecter & vifiter tous les chevaux, fans aucune exception quelconque; il leur a été prefcrit ce qui fuit.

ARTICLE PREMIER.

Ces artiftes vifiteront tous les équipages, convois, remontes, relais, poftes, auberges, & autres qu'ils rencontreront fur les routes.

Ces vifites feront faites quoiqu'avec attention, le plus briévement poffible, pour ne pas retarder le fervice.

ART. II.

S'ils trouvent fur les routes quelques chevaux fufpects ou morveux, ils les feront fur le champ ôter d'avec les autres , & conduire à part, derriere la voiture , jufqu'au premier endroit.

Ils fe retireront alors devant l'autorité conftituée qui s'y trouvera , ils lui feront part de leur miffion , & demanderont à être affifté de commiffaires, & d'un ou plufieurs experts nommés pour agir contradictoirement avec eux. Ils demanderont tous les renfeignemens relatifs aux lieux qu'on peut foupçonner de recéler des chevaux, s'y tranfporteront, examineront avec foin les écuries , auberges , poftes , &c.

A r t. III.

Si après ces vifites faites, quelques chevaux font jugés fufpects & fufceptibles de traitement, les artiftes vétérinaires les feront claffer conformément à l'Inftruction, & indiqueront le traitement qu'il y aura à leur faire, qui fera fuivi fous la furveillance des agens nationaux.

Il en fera dreffé procès-verbal, lequel contiendra le fignalement exact du cheval, la nature des fymptômes, & le traitement ; il fera figné par toutes les parties préfentes.

A r t. IV.

Les chevaux jugés Morveux & deftinés à
être tués, feront auffi fignalés, conformément à l'Inftruction, & en préfence des
commiffaires.

A r t. V.

Tous ces procès-verbaux feront envoyés
en original au miniftre de l'intérieur ; une
copie certifiée reftera entre les mains de
l'agent national, & une autre copie également certifiée, fera remife à l'artifte vétérinaire.

A r t. V I.

Si quelques chevaux faifoient l'objet d'o-
pinions différentes entre les experts, il en
feroit dreffé un procès-verbal particulier,
dans lequel chacun articuleroit fes dires ;
ce procès-verbal feroit envoyé fur le champ
au miniftre de l'intérieur ; les chevaux ref-
teroient dépofés dans le lieu qu'indique-
roient les commiffaires, & fous leur furveillance immédiate, pour, fur le vû du
procès-verbal, être ftatué ce qu'il paroîtroit

le plus convenable au bien de la république,
dans le plus court délai possible.

A r t. V I I.

Ces artistes auront la plus grande attention à ce que les dépouilles de l'animal
abattu, soient enfouis sur le champ & très-
profondément, pour que les chiens n'em-
portent & n'entraînent pas au loin, les
portions de ces dépouilles.

A r t. V I I I.

S'il s'agit d'un cheval qui appartienne à
quelque administration publique, ils l'indiqueront dans le procès-verbal, & y ajouteront
le nom du directeur, du conducteur ou du
cocher ; ils noteront très-exactement les
N^os. que ces chevaux pouvoient avoir sur
chacune des cuisses, & quelquefois à l'encolure.

A r t. I X.

Si ce cheval n'est que suspect, & que
l'endroit où il se trouvera, ne soit pas pro-
pre au traitement dont il auroit besoin,
ils le feront reconduire à Paris, derrière la

premiere voiture de l'adminiſtration qui paſſera ſur la route, en recommandant au cocher de ſe conformer exaĉtement à ce qui eſt preſcrit, art. XII. de l'Inſtruĉtion précédente, dont chacun des artiſtes vétérinaire ſera muni d'un exemplaire.

Si la miſſion de ces artiſtes, ſi leur patriotiſme, ſi le bien de la république enfin exigent de leur part beaucoup d'exaĉtitude, de déſintéreſſement, de ſurveillance & même de ſévérité dans les examens, ils doivent auſſi avoir toujours préſent à l'eſprit & dans le cœur, les principes de liberté & de fraternité qui lient aujourd'hui tous les François ; ils doivent ſe conduire avec la prudence & l'aménité néceſſaires, pour faire ſentir aux propriétaires que les ſacrifices qu'ils exigent d'eux, font des ſacrifices faits au bonheur général ; & que le travail des uns, comme le dévouement & la réſignation des autres, tendent à la proſpérité de la République.

ARRÊT

DU CONSEIL D'ÉTAT

DU ROI,

POUR prévenir les dangers des maladies des Animaux, & particulièrement de la Morve.

Du 16 juillet 1784.

Extrait des Regiſtres du Conſeil d'État.

LE Roi étant informé des ravages qu'occaſionnent ſur les animaux, dans différentes provinces de ſon Royaume, les maladies contagieuſes dont ils ſont attaqués, notamment celle de la Morve ; & conſidérant que cette maladie, contre laquelle on n'a trouvé juſqu'à préſent aucun remède curatif, ſe communique, ſe propage & ſe perpétue par toutes ſortes de voies; que l'écurie où un cheval atteint de la Morve n'a fait que paſſer, les harnois & tout ce qui lui a ſervi, reçoivent & communiquent ce vice épidémique , qui ne tarde pas à ſe développer; qu'une des cauſes principales de la contagion ne peut être attribuée qu'à la négligence & à un intérêt mal entendu des propriétaires , marchands de chevaux & beſtiaux , qui , au lieu de déclarer le mal dès ſon principe, cherchent à le dé-guiſer, juſqu'à ce que les animaux qui en ſont atteints ſoient abſolument hors d'état de ſervice ; que des Ecariſſeurs & autres, après avoir acheté des chevaux & bêtes frappés de mal, ſous prétexte de les gué-rir ou les abattre, en font un trafic fu-neſte , même dans la vente des parties mortes. Sa Majeſté jugeant néceſſaire de réprimer des abus auſſi contraires à l'agri-culture & au commerce, & voulant y pour-voir : Oui le rapport du ſieur de Calonne, Conſeiller ordinaire au Conſeil royal, Con-trôleur général des finances, LE ROI ETANT EN SON CONSEIL , a ordonné & ordonne ce qui ſuit :

ARTICLE PREMIER.

TOUTES perfonnes, de quelque qualité & condition qu'elles foient, qui auront des chevaux & beftiaux atteints ou foup-çonnés de la *Morve* ou de toute autre maladie contagieufe, telle que le *charbon*, la *gale*, la *clavelée*, le *farcin* & la *rage*, feront tenus, à peine de cinq cens livres d'amende, d'en faire fur-le-champ leur déclaration aux Maires, Échevins ou Syndics des villes, bourgs & paroiffes de leur réfidence, pour être lesdits chevaux & beftiaux vus & vifités fans délais, en la préfence defdits Officiers, par les Experts vétérinaires les plus prochains, lefquels fe tranfporteront à cet effet dans les écuries, étables & bergeries, pour reconnoître & conftater exactement l'état des chevaux & animaux qui leur auront été déclarés.

I I.

AUTORISE Sa Majefté les fieurs Intendans & Commiffaires départis dans les différentes provinces du Royaume à nommer autant d'Experts qu'ils le jugeront à propos pour lesdites visites, choisis par préférence parmi les éleves des Ecoles vétérinaires, à leur défaut parmi les Maréchaux ou autres qui auront les certificats d'étude & de capacité du Directeur de l'Ecole vétérinaire, ou qui auront subi un examen fur les demandes qui leur feront faites en préfence dudit fieur Commiffaire par deux Artiftes vétérinaires du département.

I I I.

SERONT tenus lefdits Experts de prêter leur miniftere toutes fois & quantes ils en feront requis par les Officiers de Maréchauffée, Subdélégués, Officiers municipaux & Syndics, pour examiner les chevaux & beftiaux fufpects; comme auffi de fe tranfporter à cet effet dans les marchés publics & dans les écuries des Maîtres de pofte, des Entrepreneurs de meffageries ou roulage, & loueurs de chevaux; même auffi dans les écuries, bergeries & étables de

particuliers , fur les déclarations & dénon-
ciations de mal contagieux qui auroient été
faites à léur égard, en fe faifant toutefois,
audit cas, autorifer par le Juge du lieu, &
accompagner d'un Officier municipal ou du
Syndic de la paroiffe. Fait défenfes Sa
Majefté à toutes perfonnes de refufer l'en-
trée de leurs écuries, étables & bergeries
auxdits Experts ainfi affiftés , & d'apporter
aucun obftacle à ce qu'il foit procédé ,
conformément à ce que deffus , auxdites
vifites, dont il fera dreffé procès-verbal ,
lors duquel, en cas de difficulté, les parties
intéreffées pourront faire tels dires & re-
quifitions qu'elles aviferont , & il y fera
ftatué provifoirement & fans aucun délai ,
par le Juge qui aura autorifé la vifite.

I V.

DÉFENSES font faites à tous Maréchaux,
Bergers & autres, de traiter aucun animal
attaqué de la maladie contagieufe & pefti-
lentielle , fans en avoir fait la déclaration
aux Officiers municipaux ou Syndic de leur

réfidence , lefquels en rendront compte fur-le-champ au Subdélégué, qui fera appliquer fans délai fur le front de la bête malade, un cachet en cire verte portant ces mots: *Animal fufpect* ; pour dès cet inftant être les chevaux ou autres animaux qui auront été ainfi marqués, conduits & enfermés dans des lieux féparés & ifolés. Fait pareillement défenfes Sa Majefté à toutes perfonnes de les laiffer communiquer avec d'autres animaux, ni de les laiffer vaguer dans des pâturages communs, le tout fous la même peine d'amende.

V.

LES chevaux qui auront été attaqués de la Morve, & les autres beftiaux dont la maladie contagieufe aura été reconnue incurable par les Experts, feront abattus fans délai, enfuite ouverts par lefdits Experts, lefquels appelleront à l'abattage & ouverture defdits animaux un Officier municipal ou Syndic, qui en dreffera procès-verbal, pour être envoyé audit fieur Commiffaire départi, ou à son Subdélégué ; & ce procès-verbal contiendra en détail le genre & le caractere de la maladie de l'animal, & les précautions pour éviter la contagion.

V I.

LES chevaux & bestiaux morts & abattus pour cause de Morve, ou de toute autre maladie contagieuse pestilentielle, seront enterrés (chairs & ossemens) dans des fosses de dix pieds de profondeur, qui ne pourront être ouvertes plus près de cent toises de toute habitation, & les peaux en seront tailladées ; les écuries dans lesquelles auront séjourné des chevaux Morveux, ainsi que les étables & bergeries qui auront servi aux animaux attaqués de maladies contagieuses, feront, à la diligence des Officiers municipaux & Experts, aérées & purifiées ; lesdits lieux ne pourront être occupés par aucuns autres animaux que lorsqu'ils auront été purifiés, & qu'il se sera écoulé un temps suffisant pour en ôter l'infection ; les équipages, harnois, colliers, feront brûlés

ou

ou échaudés, conformément à ce qui fera prefcrit par le procès-verbal d'abattage qui aura été dreffé, & dont fera laiffé copie, pour par les propriétaires ou autres s'y conformer, ainfi qu'à toutes les précautions qui auront été indiquées par les Experts, à l'effet d'éviter la contagion, le tout fous la même peine de cinq cents livres d'amende.

V I I.

FAIT Sa Majefté défenfes, fous les mêmes peines, à tous Marchands de chevaux & autres, de détourner, fous quelque prétexte que ce foit, vendre ou expofer en vente dans les foires & marchés ou par-tout ailleurs, des chevaux & beftiaux atteints ou fufpeƈés de Morve ou de maladies contagieufes, & aux Hôteliers, Cabaretiers, Laboureurs & autres, de recevoir dans leurs écuries ou étables ordinaires, aucuns chevaux ou animaux foupçonnés de femblables maladies ; auquel cas ils feront tenus d'en

faire auſſi-tôt la déclaration ci-deſſus preſ-
crite (1).

V I I I.

AUTORISE Sa Majeſté leſdits ſieurs Com-
miſſaires départis, & leurs Subdélégués, à
commettre dans les villes, bourgs & vil-
lages de leurs généralités , tel nombre d'E-
cariſſeurs qui ſera jugé néceſſaire , leſquels
ſeuls pourront faire l'enlèvement & écarif-
ſage des animaux morts dans les arrondiſ-
ſemens qui leur ſeront preſcrits, auxquels
il ſera délivré ſans frais, une commiſſion par
leſdits ſieurs Intendans & Subdélégués, ſans
qu'aucuns autres puiſſent s'immiſcer dans

---

(1) Il réſulte bien évidemment de cet article, non-ſeulement
que la Morve & les autres maladies contagieuſes ſont placées
au rang des cas redhibitoires, mais encore que les animaux
ſeulement ſuſpectés de ces maladies, ſoit pour avoir habité
avec ceux qui en étoient infectés , ſoit parce qu'ils en ont
quelques-uns des ſymptômes, ne ſont également pas ven-
dables, & doivent être repris par les Vendeurs, lorſque la
demande en garantie eſt formée dans le délai d'uſage, &
que la maladie ou la ſuſpicion eſt conſtatée par procès-
verbal d'Experts nommés d'office. (*Note des Éditeurs*).

l'écariſſage des chevaux & beſtiaux, à peine de priſon.

I X.

LES Ecariſſeurs ne pourront, ſous peine d'être déchus de leur commiſſion, d'amende ou de telle autre punition qu'il appartiendra, vendre & débiter aucune viande qui proviendra des chevaux ou animaux qui, ſuivant l'article I I, auront été abattus pour être enterrés.

X.

AUTORISE Sa Majeſté toutes perſonnes à dénoncer les contraventions qui pourront être faites aux diſpoſitions du préſent arrêt; & lorſqu'elles auront été bien & duement conſtatées, le tiers des amendes qui auront été prononcées, & qui feront payables ſans déport, appartiendra au dénonciateur, auquel il fera en outre accordé une récompenſe proportionnée au mérite de la dénonciation.

X I.

SERONT tenus les Maires & Echevins dans les villes, & les Syndics dans les campagnes, d'informer, au premier avis qu'ils en auront, les Intendans & leurs Subdélégués, des maladies contagieuses ou épizootiques qui se manifesteront dans l'étendue de leur arrondissement, à peine d'être rendus personnellement responsables de tous dommages qui pourroient résulter de leur négligence.

X I I.

TOUTES les amendes encourues, aux termes des articles ci-dessus, seront payées sans déport, & les contrevenans y seront contraints par toutes voies dues & raisonnables, même par emprisonnement de leurs personnes.

X I I I.

ET seront les Ordonnances rendues pour la police du marché aux chevaux, & notamment celle du 8 juillet 1763, exécutées en leur contenu.

X I V.

ORDONNE Sa Majesté que, conformément aux attributions ci-devant données, tant au sieur Lieutenant général de Police

de la ville de Paris, qu'aux fieurs Commiffaires départis dans les provinces du Royaume, chacun en droit foi , ils continuent
d'avoir, exclufivement à tous autres Juges ,
la connoiffance des conteftations qui pourroient furvenir fur l'exécution du préfent
Arrêt, ainfi que des précédens Réglemens &
Ordonnances intervenus au même fujet ,
fauf l'appel au Confeil : leur enjoint, ainfi
qu'aux Maires , Echevins & Syndics, de
tenir la main à l'exécution du préfent
Arrêt, & aux Officiers & Cavaliers de Maréchauffée , & tous autres , de prêter la
main-forte & l'affiftance néceffaires à cet
effet. FAIT au Confeil d'État du Roi, Sa
Majefté y étant, tenu à Verfailles le feize
juillet mil fept cent quatre-vingt-quatre.
Signé LE BARON DE BRETEUIL.

F F N.

TABLE
DES MATIÈRES.

Fin de la Table des Matières.